我是小中医

分身百变的气先生

中国日报新媒体 ○ 联合监制

春芽 ○ 著

瓦西李 苏奕妍 ○ 绘

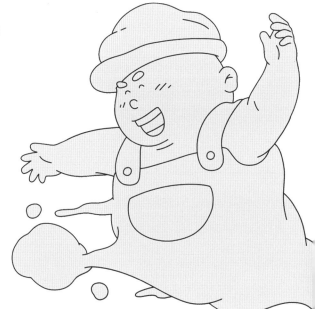

CTS K 湖南科学技术出版社 · 长沙

我们可能看到过这样的场景：

人们通过试探鼻息的方法来推测被试者是否存活。

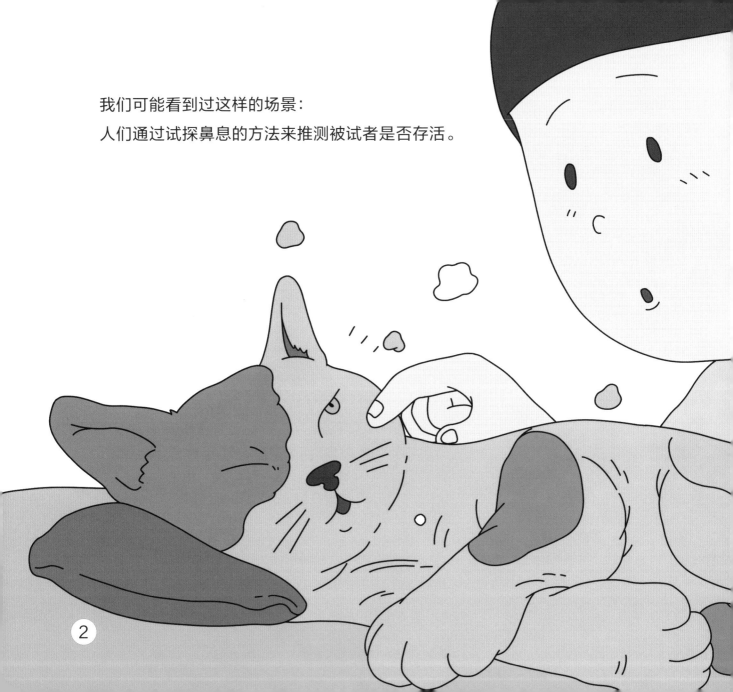

2

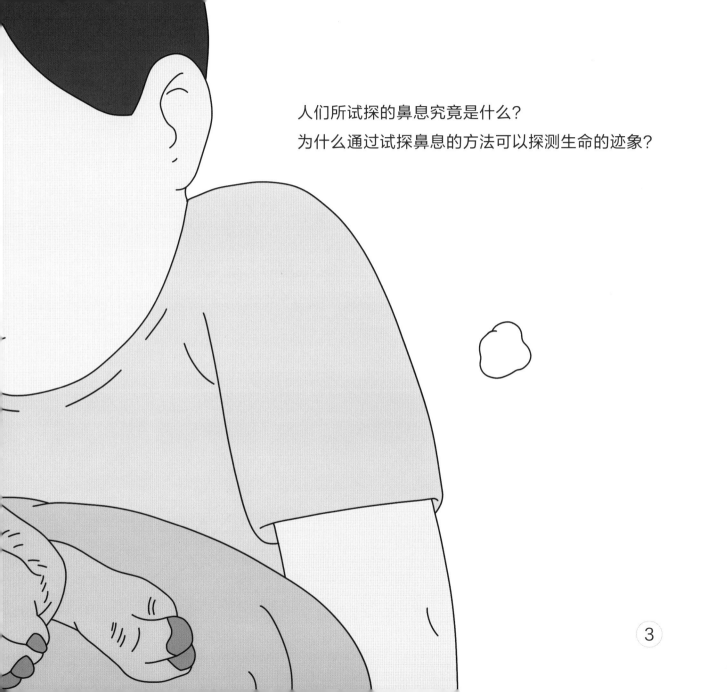

人们所试探的鼻息究竟是什么？

为什么通过试探鼻息的方法可以探测生命的迹象？

3

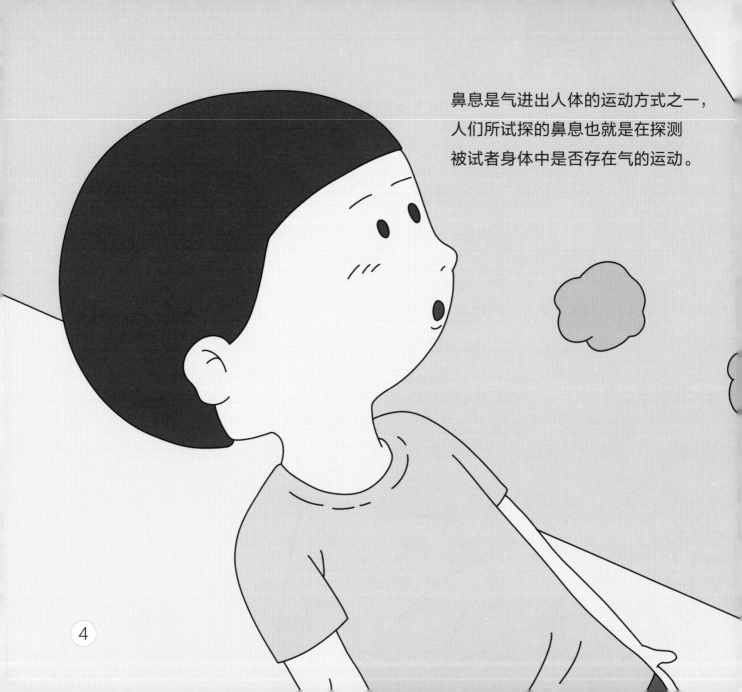

鼻息是气进出人体的运动方式之一，人们所试探的鼻息也就是在探测被试者身体中是否存在气的运动。

气是人体中负责运输、防御、固摄
等工作的"工人叔叔"，
它们在工作中热情洋溢、吃苦耐劳、
坚毅勇敢，我们称它们为气先生。

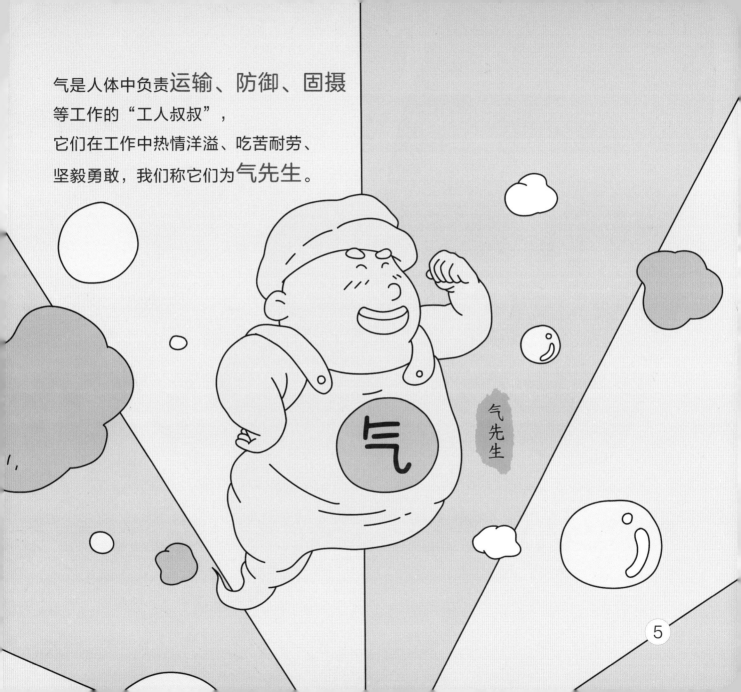

气先生

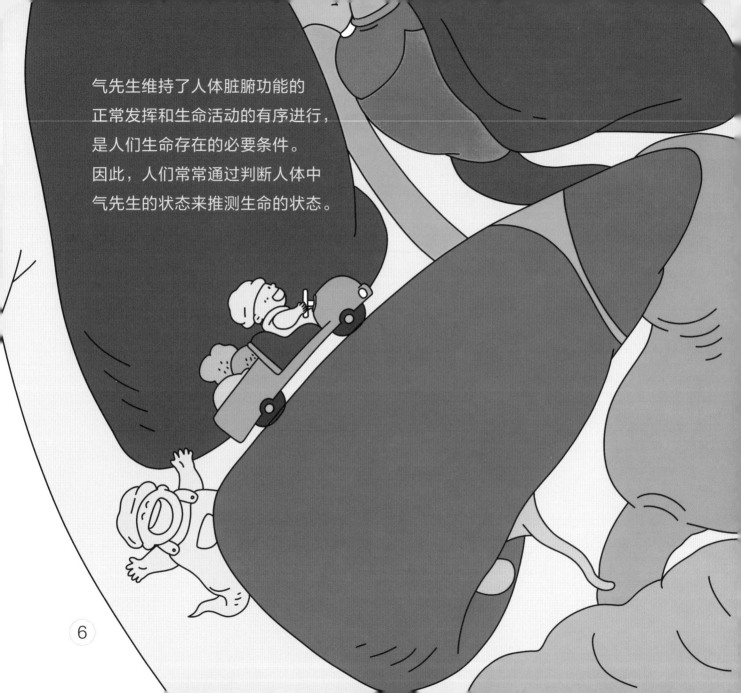

气先生维持了人体脏腑功能的
正常发挥和生命活动的有序进行，
是人们生命存在的必要条件。
因此，人们常常通过判断人体中
气先生的状态来推测生命的状态。

功能强大的气先生深得人体的信任，承担了人体的许多工作。
面对繁重的工作，聪明的气先生会变化出很多**分身**，
并将这些分身派遣到人体的各个地方。

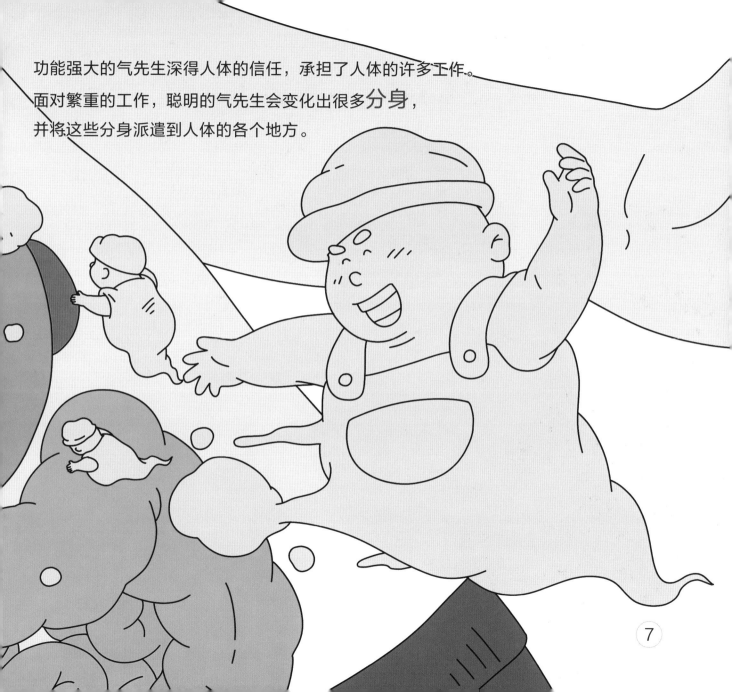

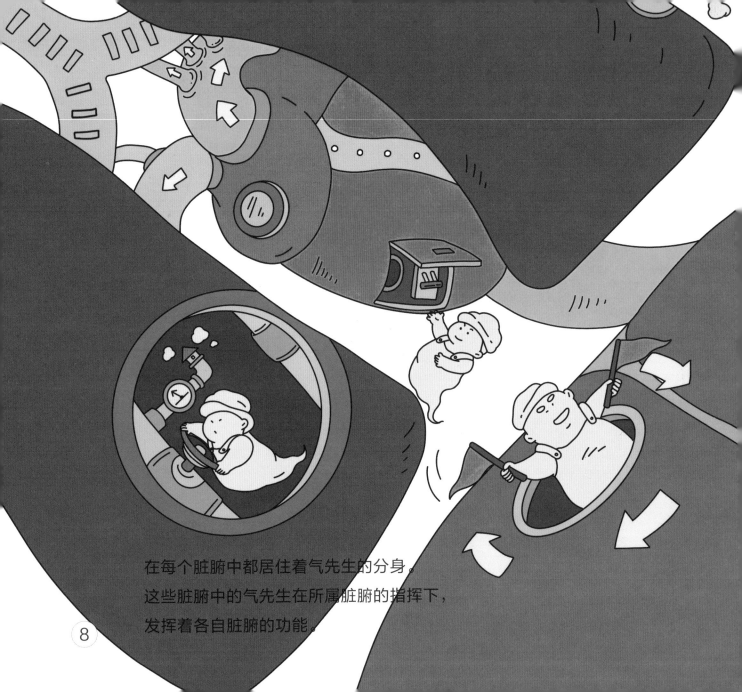

在每个脏腑中都居住着气先生的分身。
这些脏腑中的气先生在所属脏腑的指挥下，
发挥着各自脏腑的功能。

如心脏中的气先生推动着血液运行；脾脏中的气先生运输着营养物质；肺脏中的气先生调控着呼吸运动；肝脏中的气先生疏导着经脉交通；肾脏中的气先生促进着生长发育。

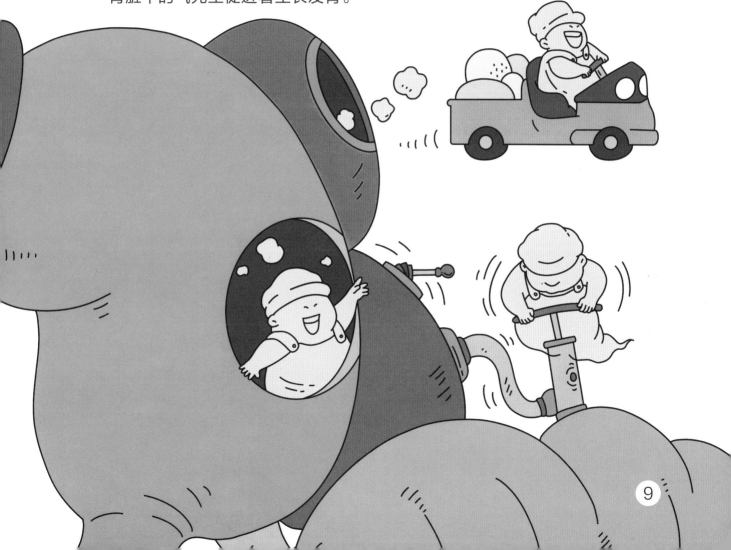

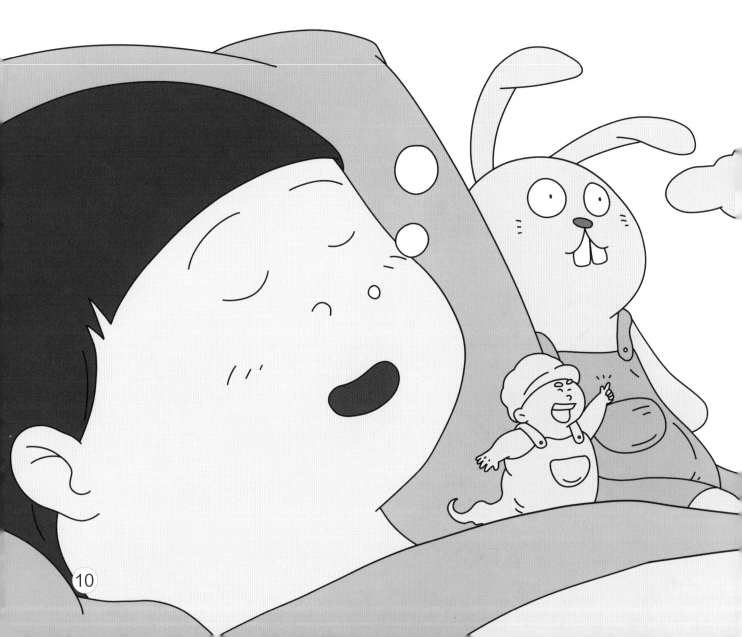

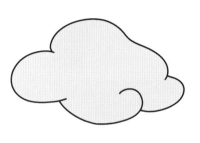

气先生不仅居住在脏腑之中，

它们还会游离在全身各处，

成为人体所需要的元气、卫气、营气和宗气。

元气是人体的设计师，

主要负责调控发育、生殖、衰老。

元气在人们还没出生前就已经产生，

它在众多气先生中资格最老、年龄最大，

是其他气先生的长辈。

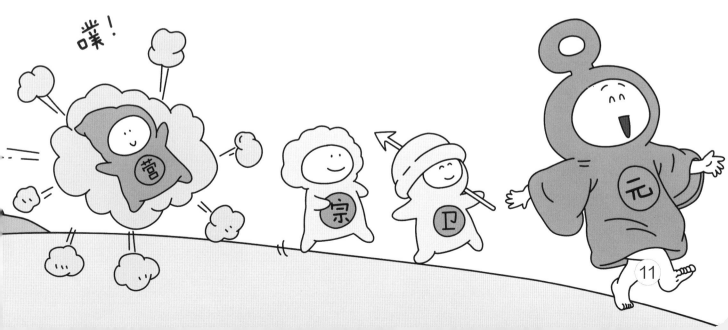

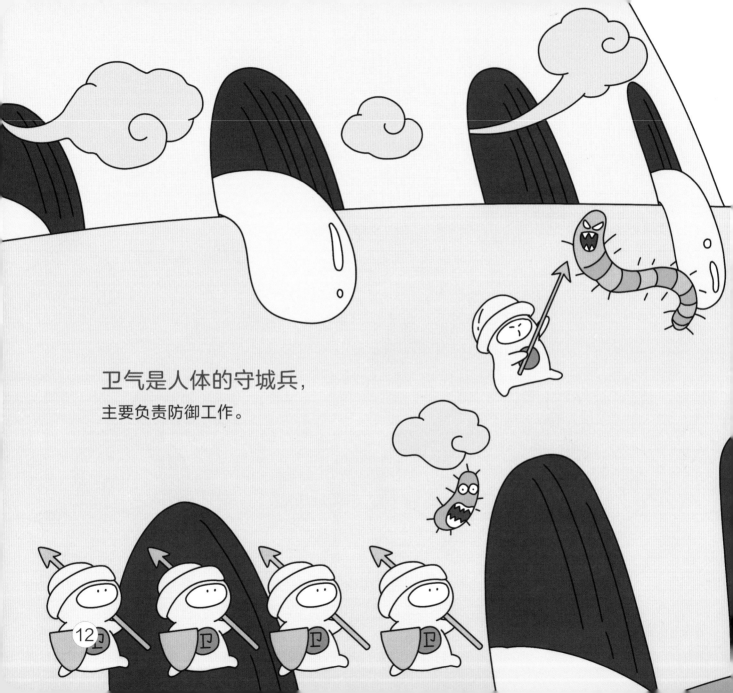

卫气是人体的守城兵，
主要负责防御工作。

卫气尽职尽责地坚守在皮肤周围，
一方面防止病邪入侵人体，
另一方面控制汗液从人体中有序流出。

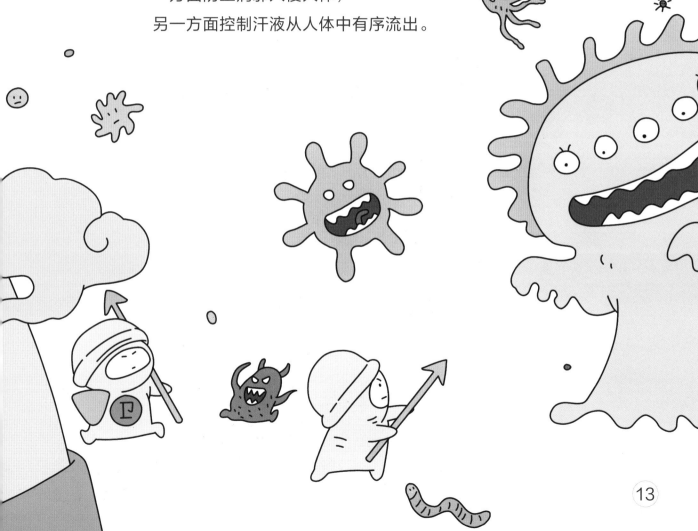

营气是人体的营养师，主要负责营养工作。

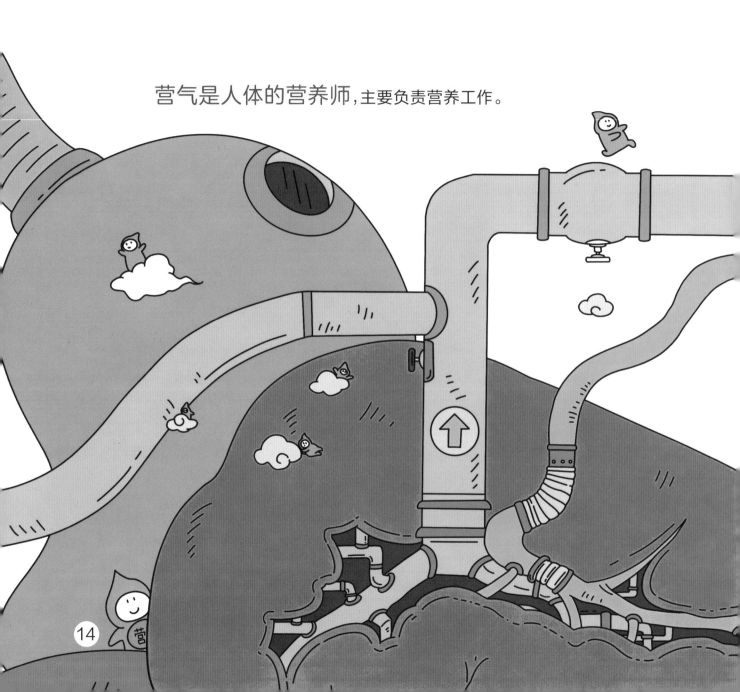

14

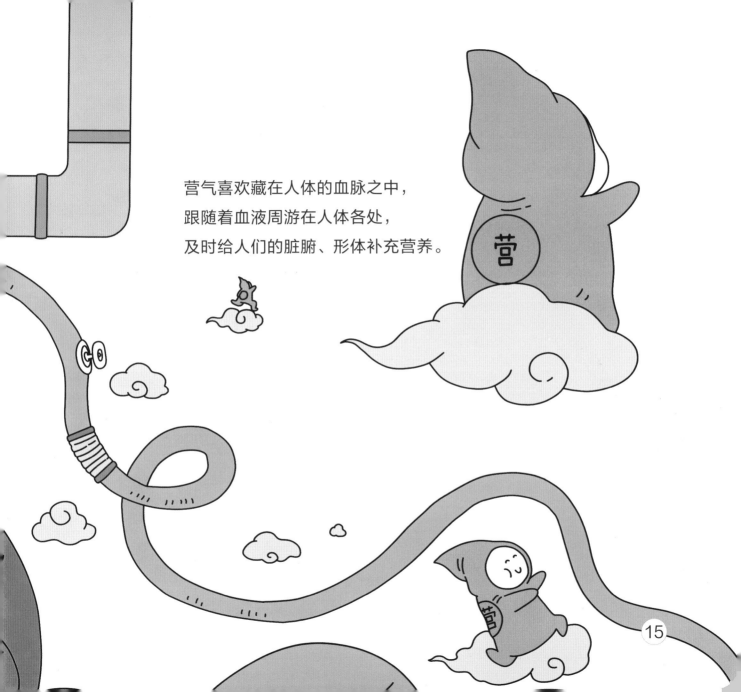

营气喜欢藏在人体的血脉之中，
跟随着血液周游在人体各处，
及时给人们的脏腑、形体补充营养。

宗气是人体的大总管，
主要负责调控气血运行。

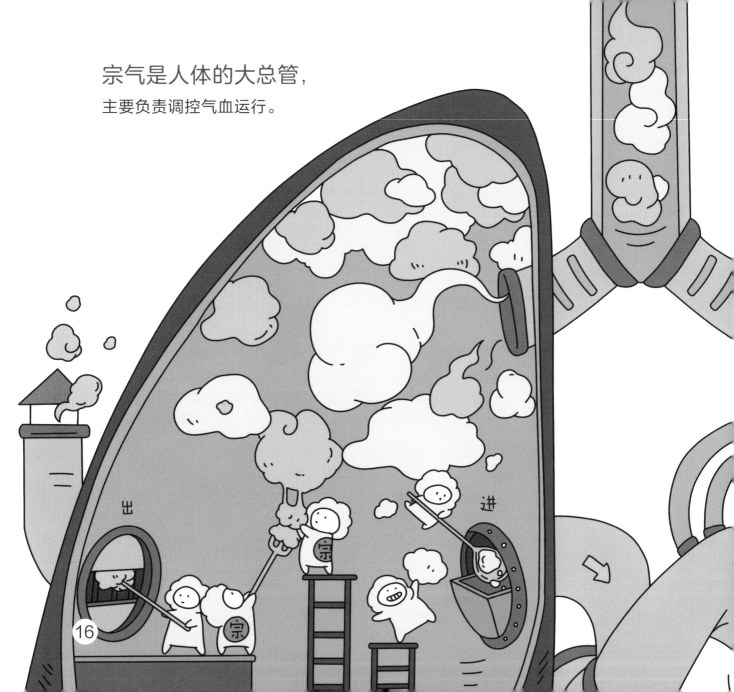

宗气汇聚在人们的胸中，最主要的工作是调节呼吸运动、推动血液运行。
它们还是人体的"活雷锋"，当人体的元气虚弱不足时，
宗气总会伸出援助之手，滋养补充人体的元气。

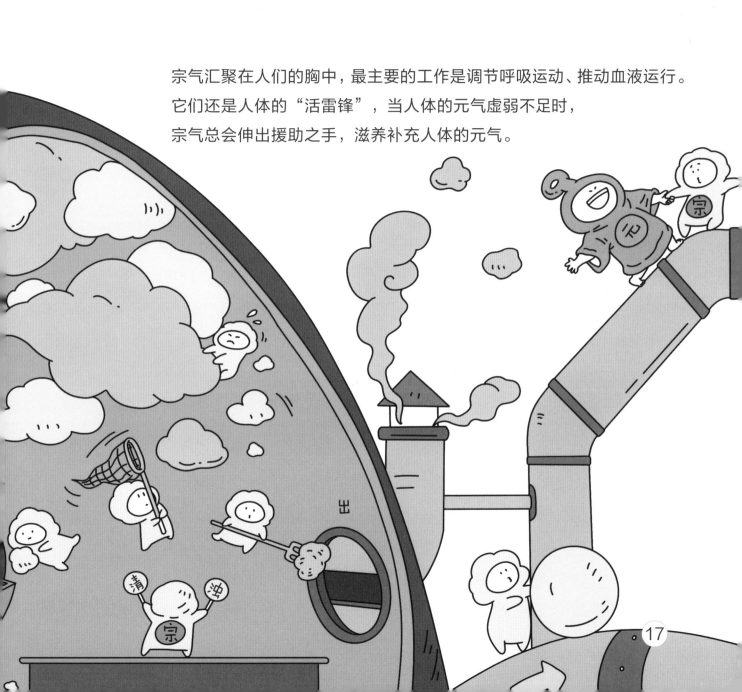

17

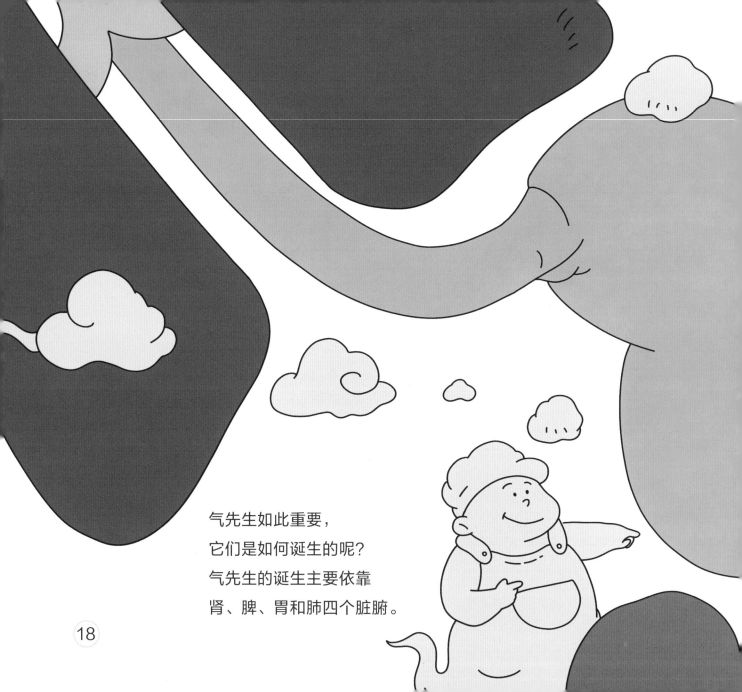

气先生如此重要，
它们是如何诞生的呢？
气先生的诞生主要依靠
肾、脾、胃和肺四个脏腑。

肾脏被称为"生气之根"，是人体中元气诞生的场所。
在我们还是胎儿的时候，
肾脏中的肾精就化生出了
人体中最原始的气先生——元气，
元气是生命的原动力，
它调控并陪伴我们生命的全过程。

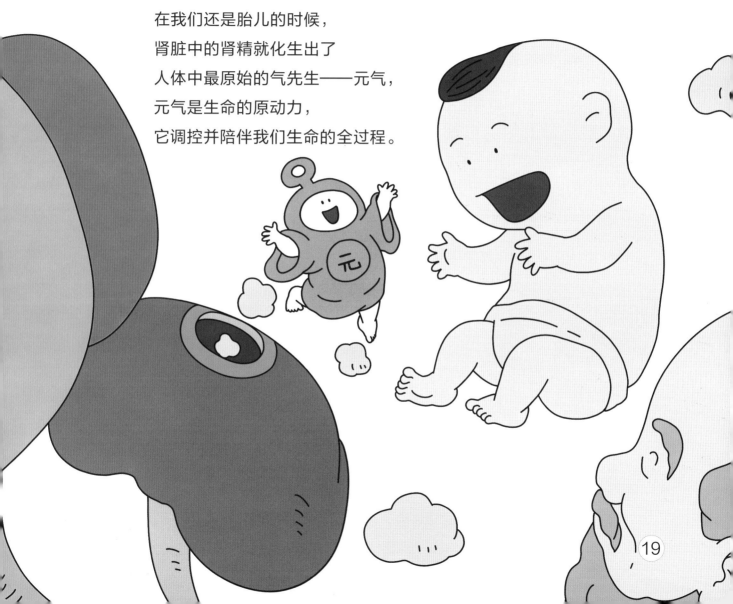

脾胃被称为"生气之源"，
我们出生后，绝大多数的气先生由此诞生。
我们吃进腹中的饮食会在胃的作用下
变成像粥一样的食糜，
食糜会在小肠的作用下变成气和津液，
脾将这些气和津液运输到身体各处。

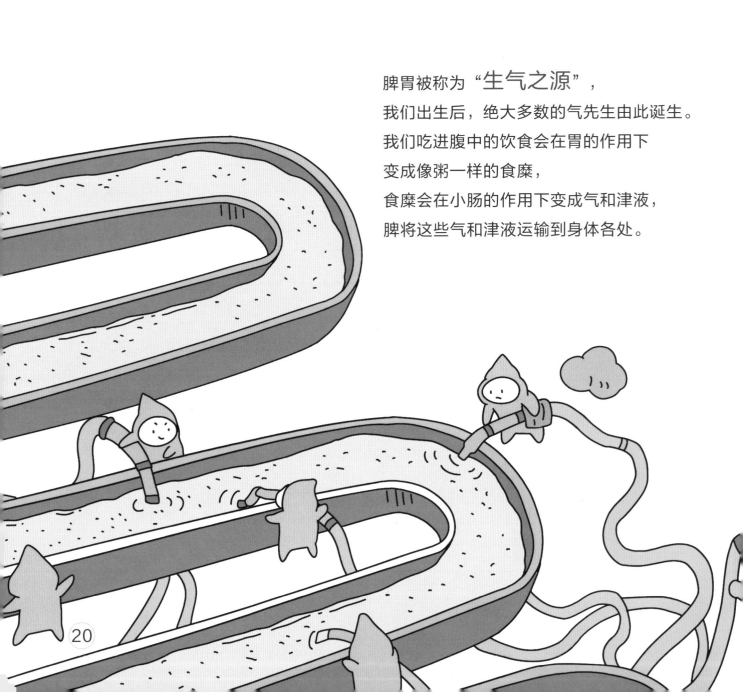

脾胃所生产的气先生的原料是饮食水谷，所以这些气先生也叫谷气。

谷气中的一部分变成卫气，一部分变成营气，还有一部分成为宗气的组成部分。

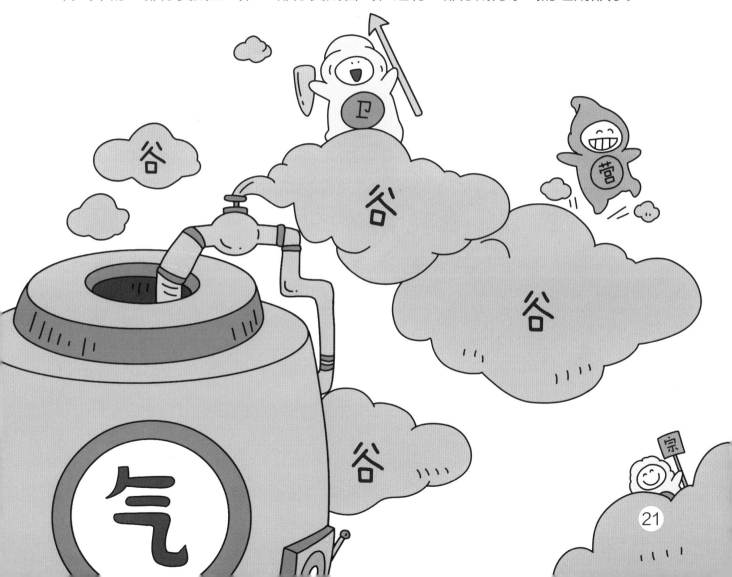

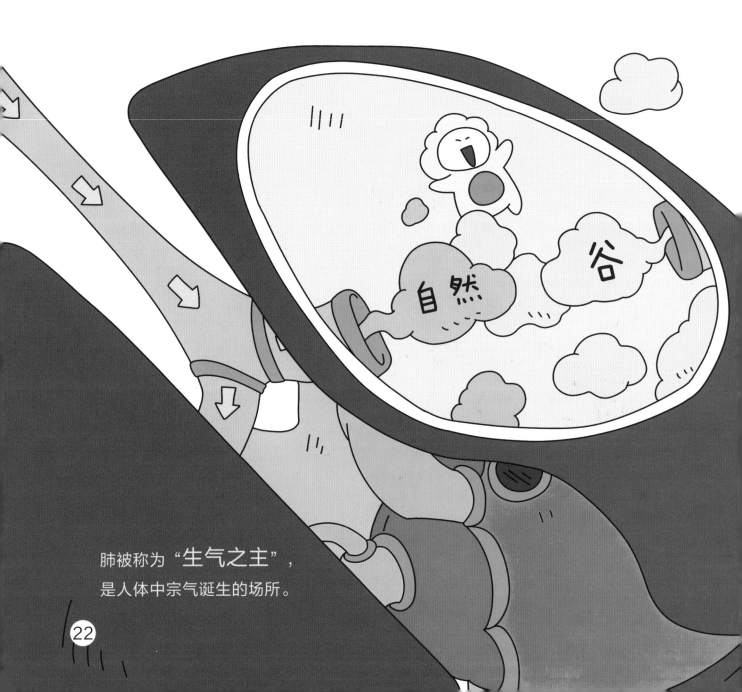

肺被称为"生气之主",
是人体中宗气诞生的场所。

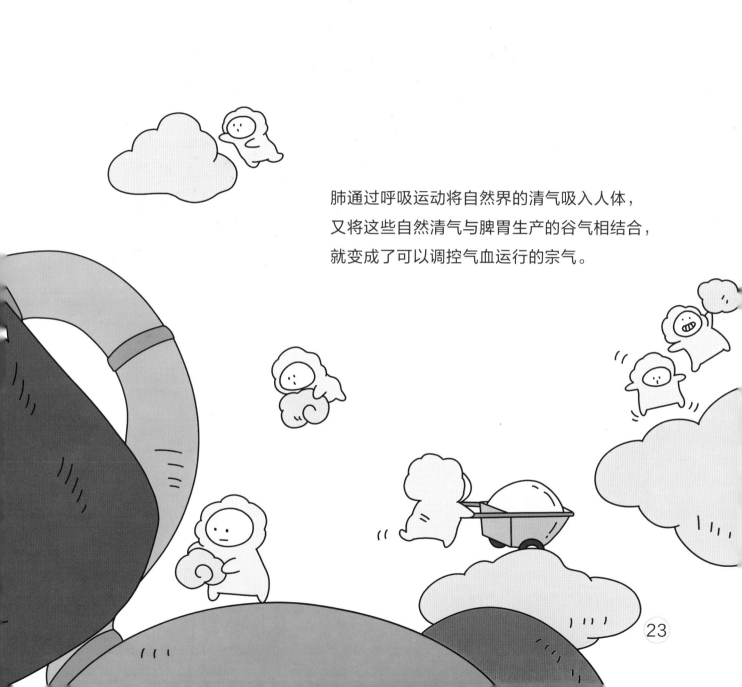

肺通过呼吸运动将自然界的清气吸入人体，
又将这些自然清气与脾胃生产的谷气相结合，
就变成了可以调控气血运行的宗气。

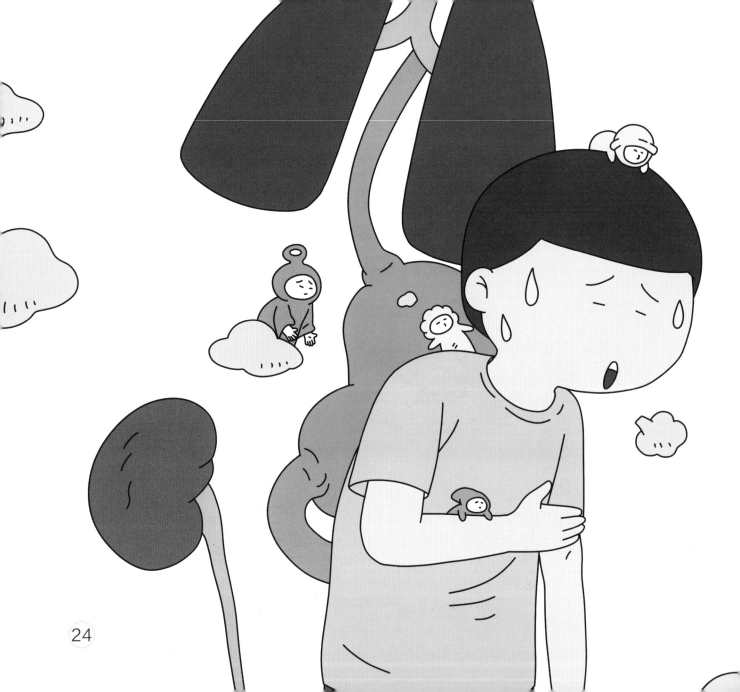

当人体中生产气先生的脏腑出现异常时，

人体就很容易因为气先生数量不足而出现发育迟缓、体虚自汗、
疲倦无力、呼吸喘促等健康问题。

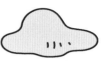
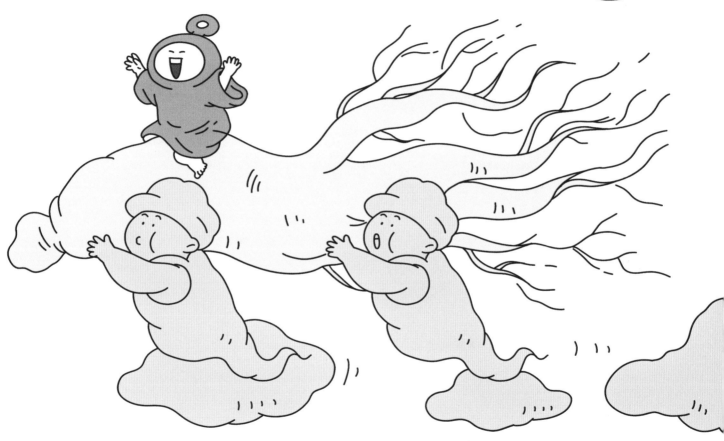

此时，人们往往会选择进食滋补的药物来补充人体所需的气先生，
在这些补气的药物中，人参最广为人知。

但人体中的气先生不是越多越好，如果滋补过度一样容易出现健康问题。
相传，我国清朝著名的医学家叶天士就治疗过一个滋补过度的病人。

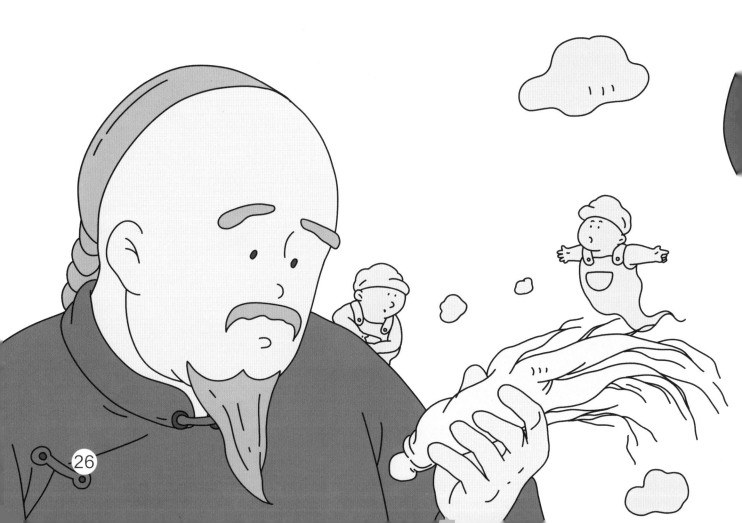

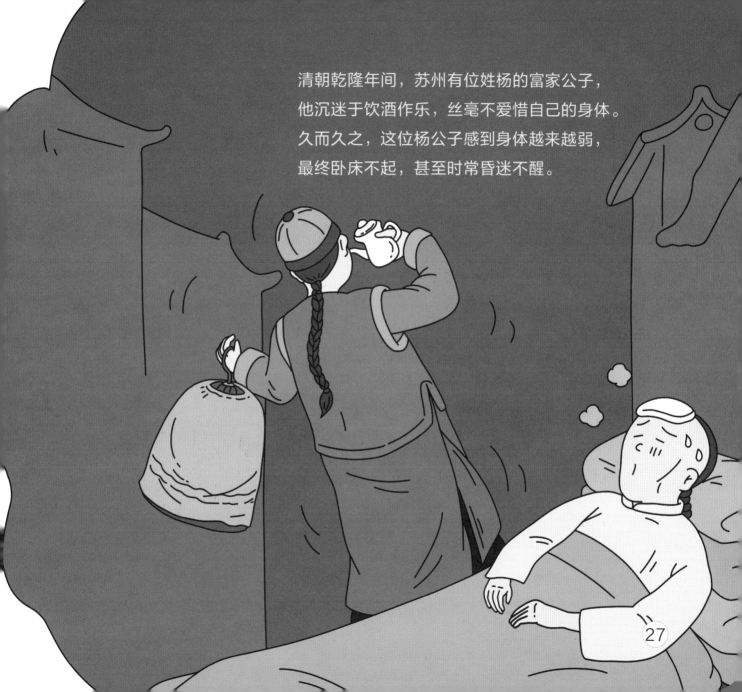

清朝乾隆年间，苏州有位姓杨的富家公子，
他沉迷于饮酒作乐，丝毫不爱惜自己的身体。
久而久之，这位杨公子感到身体越来越弱，
最终卧床不起，甚至时常昏迷不醒。

这可急坏了杨公子的父亲——杨员外。

杨员外为杨公子请了很多医生，

这些医生诊断后均认为杨公子身体虚弱，需要运用滋补的方法来治疗。

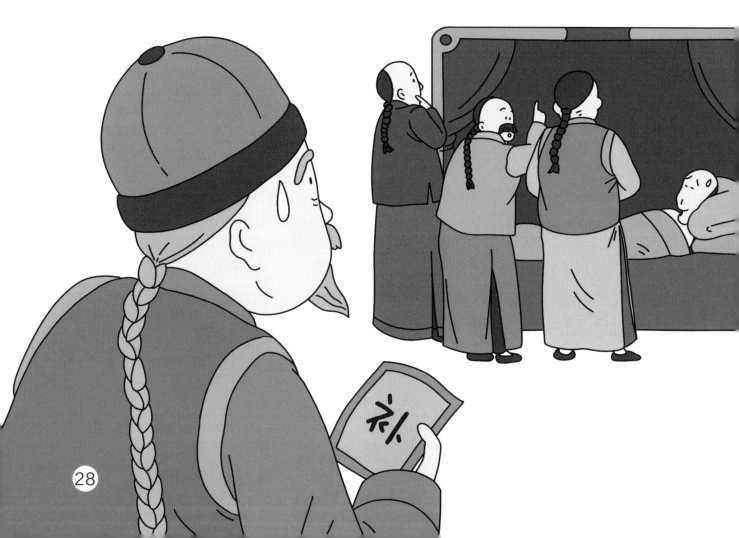

于是，杨员外花了很多银子为杨公子买来人参进补。
谁知杨公子服用几日人参后，
病情不仅没有改善，
反而身体上长出了很多痰核。

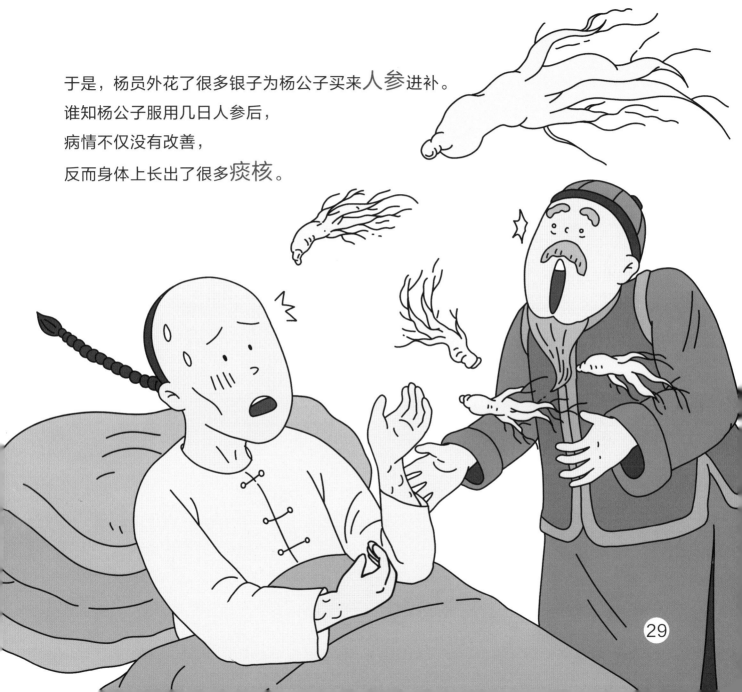

29

杨公子的家人都认为杨公子时日无多，
开始哭哭啼啼地为他准备后事。
这时，有一位邻居向杨员外推荐了叶天士，
杨员外抱着试一试的心态将叶天士请到了家中。

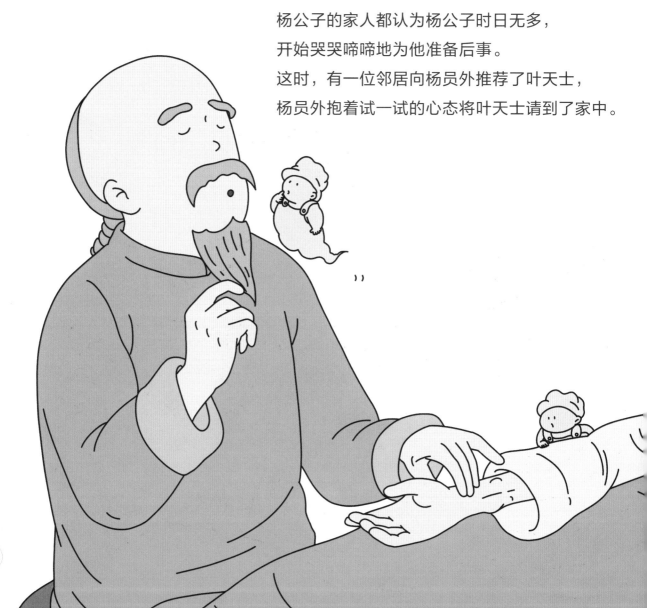

叶天士诊视之后，
开了一张普普通通的方子，
又留下了一些自带的药粉，
并嘱咐要将汤药和药粉一起服用。

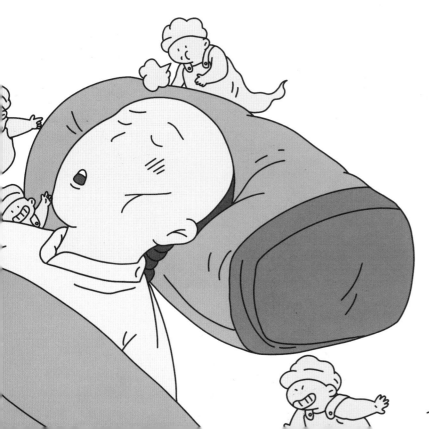
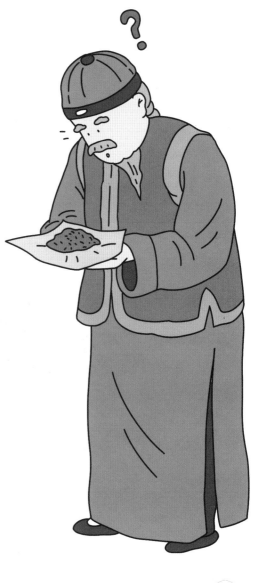

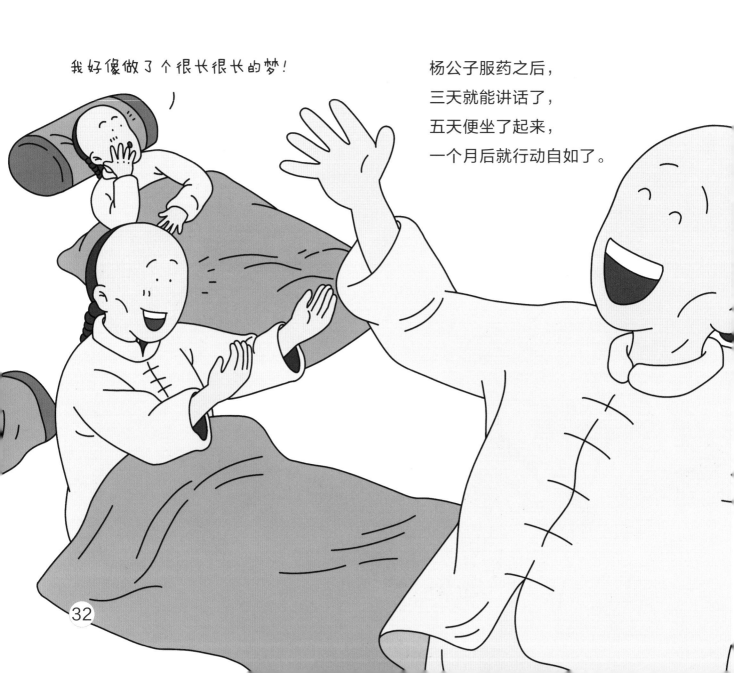

我好像做了个很长很长的梦！

杨公子服药之后，
三天就能讲话了，
五天便坐了起来，
一个月后就行动自如了。

因为叶天士开的方子平平无奇，
人们认为可以让杨公子起死回生的药物
一定是叶天士留下的药粉，
于是纷纷向叶天士请教这些药粉到底是什么宝贝。

这是什么灵丹妙药？

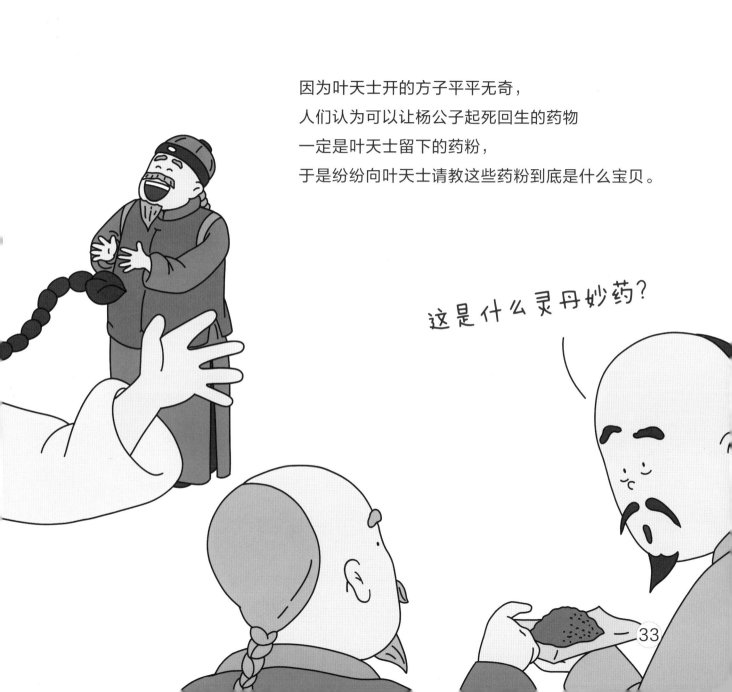

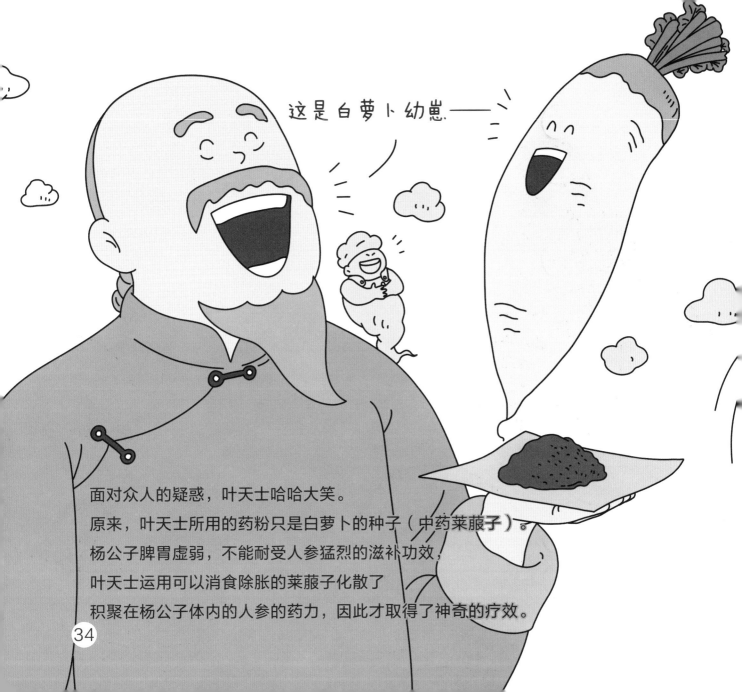

这是白萝卜幼崽——

面对众人的疑惑，叶天士哈哈大笑。

原来，叶天士所用的药粉只是白萝卜的种子（中药莱菔子）。

杨公子脾胃虚弱，不能耐受人参猛烈的滋补功效，

叶天士运用可以消食除胀的莱菔子化散了

积聚在杨公子体内的人参的药力，因此才取得了神奇的疗效。

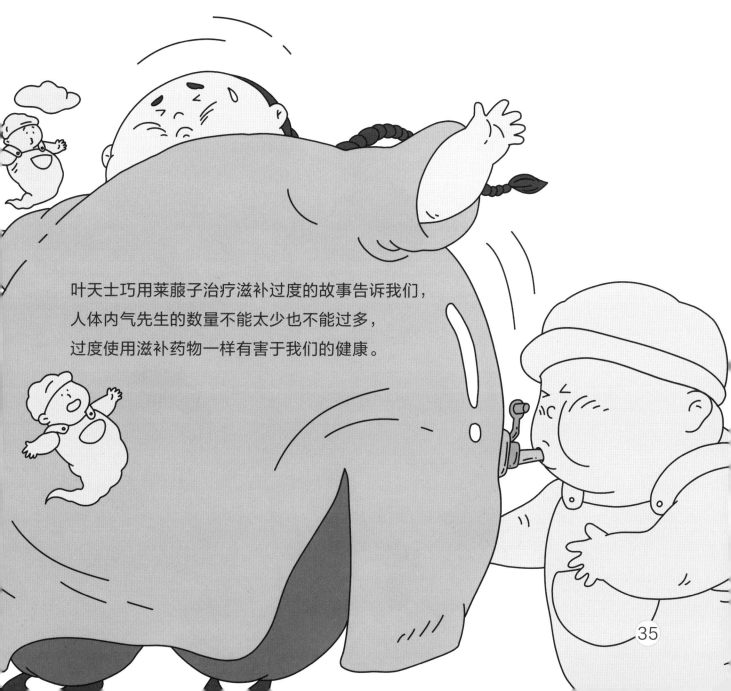

叶天士巧用莱菔子治疗滋补过度的故事告诉我们，
人体内气先生的数量不能太少也不能过多，
过度使用滋补药物一样有害于我们的健康。

那用什么方法可以安全可靠地调护人体里的气先生呢？

我们可以试试揉按**足三里穴**。

俗话说："常按足三里，胜食老母鸡"。

足三里穴被誉为中医养生保健的第一要穴，

可以**健脾益气、强壮筋骨**，

深得古今中外的养生人士喜爱。

足三里？

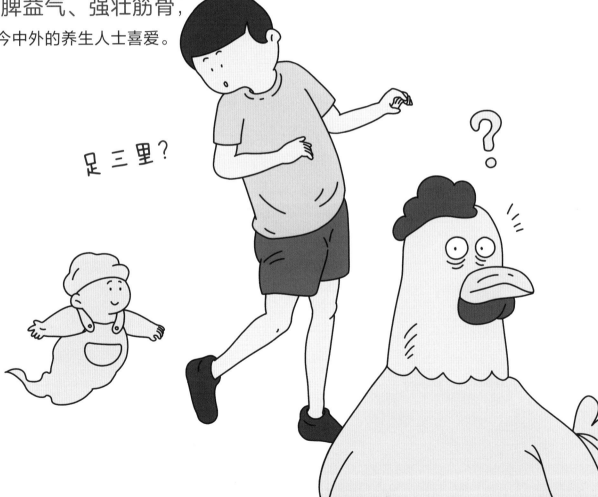

日本人甚至将艾灸足三里穴变成了习俗，
流传出了"勿与不灸足三里之人行旅"的谚语。

小贴士▶

　　"勿与不灸足三里之人行旅"的意思是：
不要和没艾灸足三里穴的人一起去旅行。

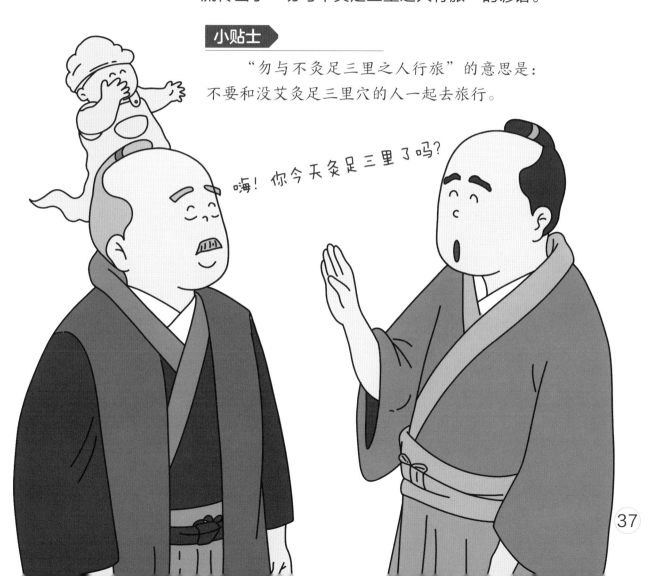

嗨！你今天灸足三里了吗？

足三里穴位于小腿外侧，
我们可以把膝盖外侧的凹陷处作为起点，
向下量取四个横指
（除拇指外的四根手指并拢）的距离，
就是足三里的位置。

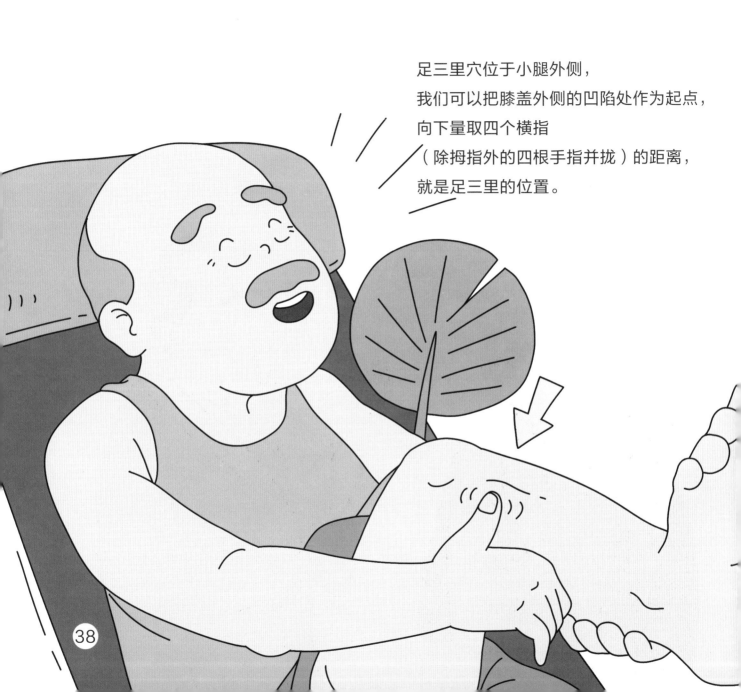

找到足三里穴后，我们用拇指或中指以足三里穴为中心旋转揉按，
每天可以揉按一次，每次可以揉按 5~10 分钟。

长期坚持揉按足三里穴，可以胃肠通畅、精神焕发、精力充沛。

小朋友，快和自己的家人一起试试吧。

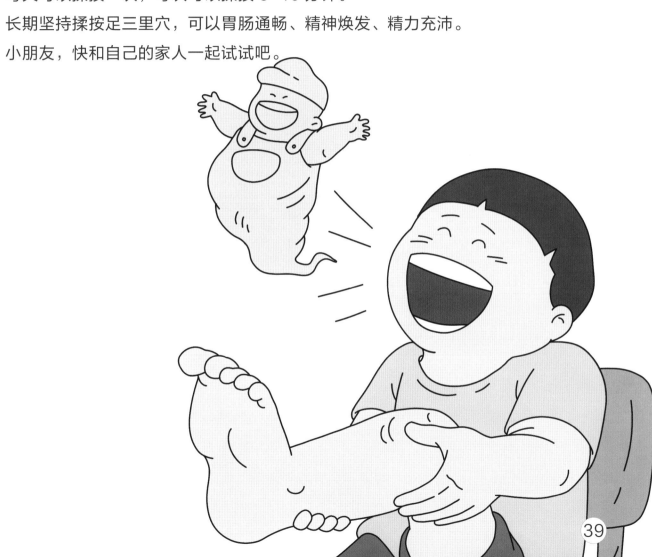

图书在版编目（CIP）数据

分身百变的气先生 / 春芽著 ；瓦西李，苏奕妍绘. — 长沙 ：
湖南科学技术出版社，2023.11
（我是小中医）
ISBN 978-7-5710-2239-6

Ⅰ．①分… Ⅱ．①春… ②瓦… ③苏… Ⅲ．①中国医药学－
儿童读物 Ⅳ．①R2-49

中国国家版本馆 CIP 数据核字(2023)第 226856 号

WO SHI XIAOZHONGYI

我是小中医
FENSHEN BAIBIAN DE QI XIANSHENG

分身百变的气先生

著　　者：春　芽
绘　　者：瓦西李　苏奕妍
出 版 人：潘晓山
责任编辑：邹　莉　张叔琦
出版发行：湖南科学技术出版社
社　　址：长沙市芙蓉中路一段 416 号泊富国际金融中心
网　　址：http://www.hnstp.com
湖南科学技术出版社天猫旗舰店网址：
　　　　　http://hnkjcbs.tmall.com
邮购联系：0731-84375808
印　　刷：湖南省众鑫印务有限公司
　　　　（印装质量问题请直接与本厂联系）
厂　　址：长沙县榔梨街道梨江大道 20 号
邮　　编：410100
版　　次：2023 年 11 月第 1 版
印　　次：2023 年 11 月第 1 次印刷
开　　本：889mm×600mm　1/12
印　　张：$3\frac{1}{3}$
字　　数：24 千字
书　　号：ISBN 978-7-5710-2239-6
定　　价：26.00 元